残疾人精准康复服务行动康复协调员工作手册

看社区故事 学偏瘫康复

中国残疾人联合会 康复部◆编

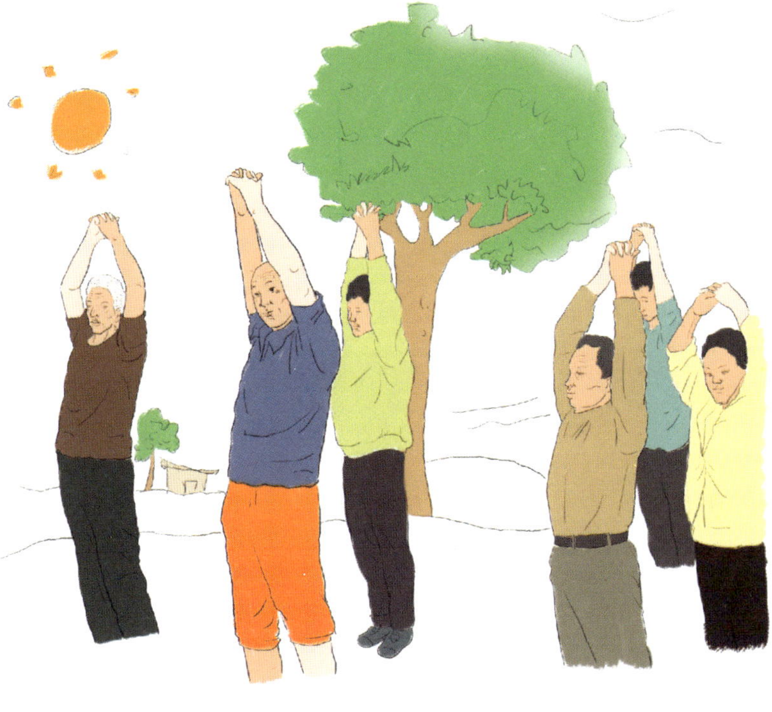

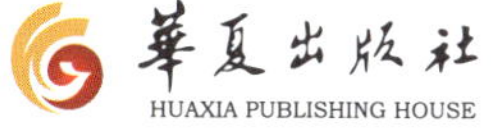

华夏出版社

HUAXIA PUBLISHING HOUSE

残疾人精准康复服务行动康复协调员工作手册

编辑委员会名单

编　　委

胡向阳　李建军　冯　力　贝维斯　韩纪斌
刘宇赤　郑飞雪

编 写 者（以姓氏笔画为序）

王　维　贝维斯　邓宝仪　李　丹　何　瑶
林　玲　郑飞雪　罗筱媛　罗文波　曹梦安
梁秀贞　魏国荣

鸣　　谢（以姓氏笔画为序）

石孔春　包颖懿　刘红艳　张　栩　张咏诗
况英强　肖少华　陈立吾　林国徽　桂　源
袁方园　黄　恩　常　华

本书作者

郑飞雪　贝维斯

我是县残联的理事长老王，前两天接到省里的通知，说要在我们县举办有关偏瘫的社区康复培训班，授课的老师要提前来调研。这是我们盼望已久的事啊。

我们县是国家级贫困县，农村人口占多数，这几年偏瘫患者越来越多，他们大多是到县医院或者村卫生所扎扎针、做做按摩；有的人按照治疗中风的广告找些药吃，但也不管用。病情轻的还能干一些活，大部分患者只能待在家里，甚至只能躺在床上，情绪越来越差。县残联的人虽然想帮忙，却也无计可施。

终于盼来了省里的关老师，我和村医张大夫，还有康复协调员小李，带着关老师到几个偏瘫老乡的家里去做摸底调查。我问道："社区康复能让这些人彻底康复，好得和生病前一样吗？"关老师说："不是的，康复不可能让患者恢复得和生病前一样，康复的目的是让患者尽可能恢复和补偿应有的功能。社区康复就是以他们的家庭生活环境为基础的康复，由社区医生和康复协调员指导患者开展各种训练，让患者能够实现生活自理，包括穿衣、吃饭、上厕所、做家务，甚至打牌、串门，等等，帮助他们在现有的身体状况下更自如地生活。这就是社区康复的目标。"

"嗯……"我好像明白了什么，但又似懂非懂。

交流

我们首先来到了村里的赵老汉家。赵老汉今年54岁，得病快半年了。我们到的时候赵老汉正坐在院子里。

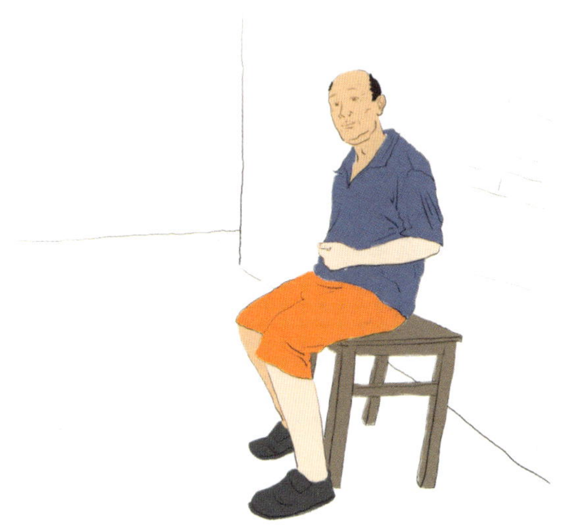

关老师亲切地询问赵老汉的情况，他的老伴连忙说："他说不清楚，我有时听不明白，多问几句，他就发脾气，为这个没少和他生气。"关老师向她解释说："不是他故意这样的，是因为生病影响了他的理解和交流能力。对待他，我们一定要有耐心。"

具体方法如下：

- 可以用手势或动作辅助要表达的意思。
- 可以示意他："跟我做。"
- 尽量用单字或短句表达，比如，"吃！""吃饭。""吃饭吗？"也应该用简单的"是"或"不是"回答。
- 每次只给一个信息，比如，"下雨了"。
- 给他思考和理解的时间，不要求他快速反应。

说话不清楚的患者，往往是别人越听不明白他就越着急，别人要再不明白，他就会发脾气，甚至以后不再说，所以：

- 要他一个字、一个字地慢慢说。
- 可以用写字或画画来表达。
- 鼓励他多说多练。
- 使用交流卡片。把常用的动作、需要表达的意思，预先用卡片画出来，患者通过指认卡片来表达自己的要求。

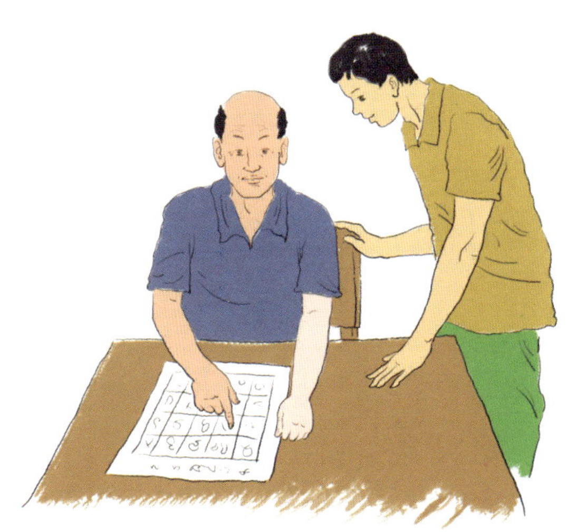

坐位平衡

关老师指着坐在一边的赵老汉说："偏瘫的人，不管是坐着还是站着，身体总是向一边偏。这样平衡不好、不安全，时间久了肢体会发生挛缩，造成活动困难。所以，要尽量坐正，让偏瘫的一侧多负重。"

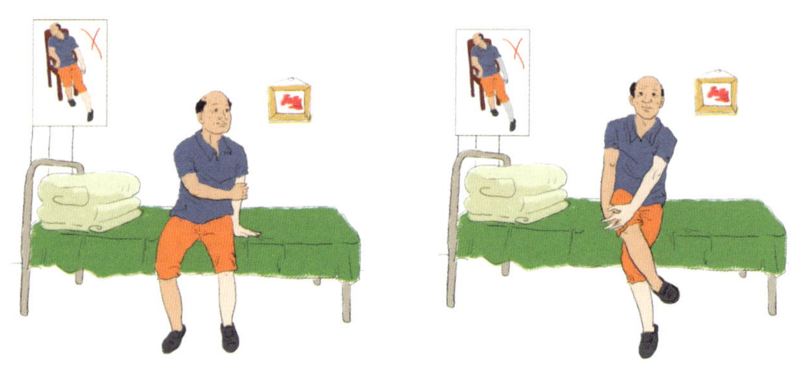

坐着的时候，应当尽力做任何方向的活动，尤其要有意识地多在偏瘫侧做一些事情。

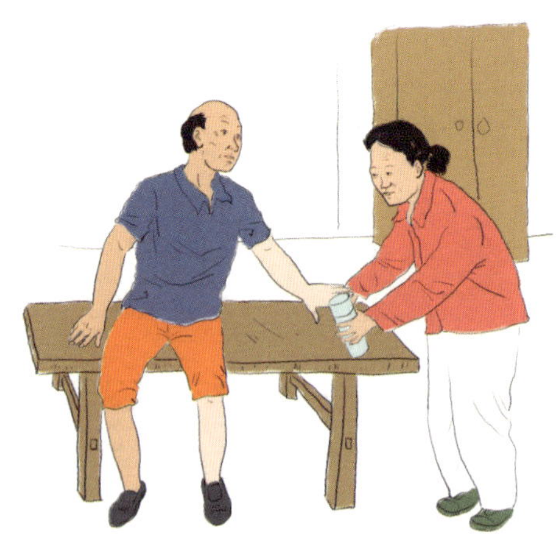

把一些常用的东西放在患侧，或者有意识地训练患者从患侧拿东西。

从坐到站

他们从坐位站起来的时候往往习惯于只用健康一侧的肢体用力，患侧是被拖起来的。这样容易摔倒，患腿也得不到锻炼。

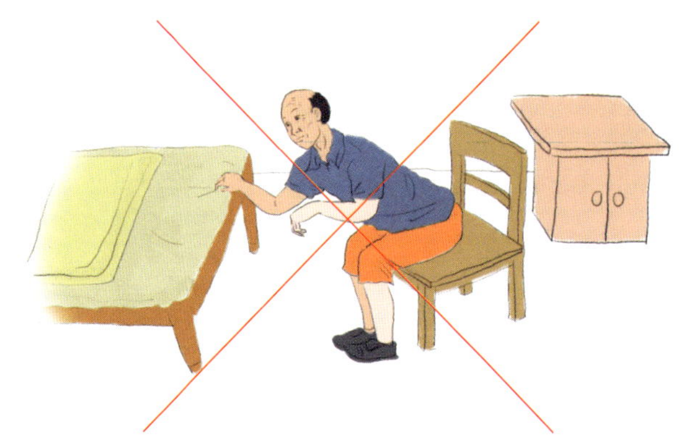

在站起来之前，先要检查他们的脚是否已经放平，站起来的时候，身子先向前，然后提醒他们双腿同时用力。

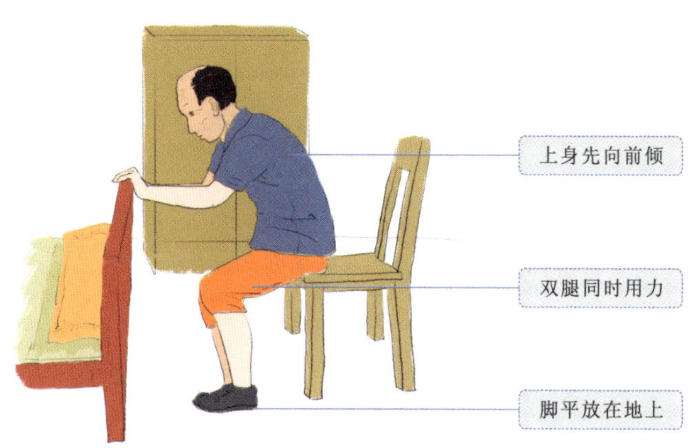

有时候，可以在患者的患腿的膝关节处适当用力推一把，帮助他们站立。

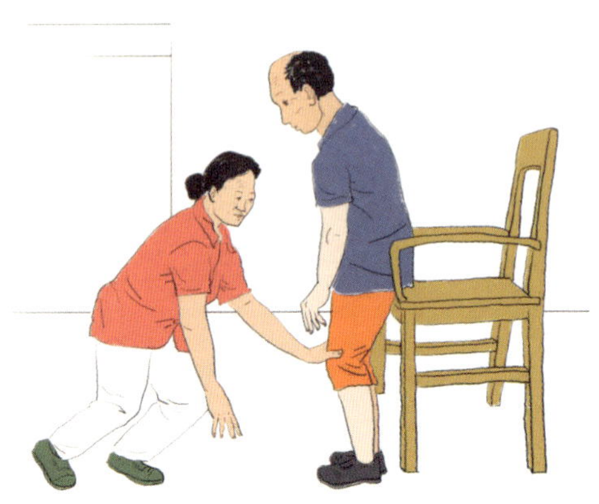

对于一开始不敢或不能够自己站起来的患者，可以在前面放一个凳子，先练习身子向前伸，抬起臀部，然后再逐步试着双腿用力自己站起来。

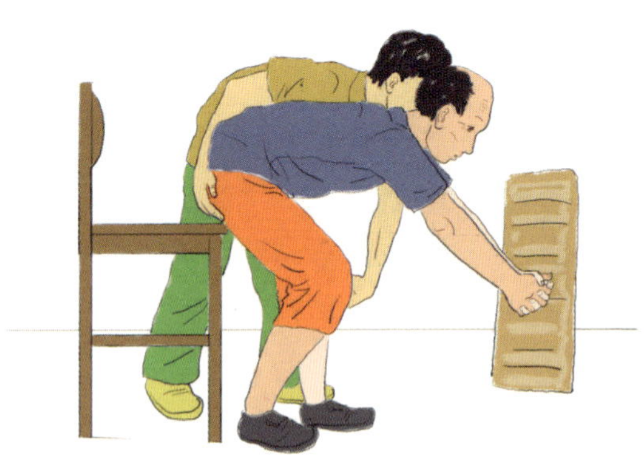

立位平衡及行走

赵老汉有一支腋拐，我们让他走几步看看。于是他拄着拐，患腿画着圈，费力地走了几步。

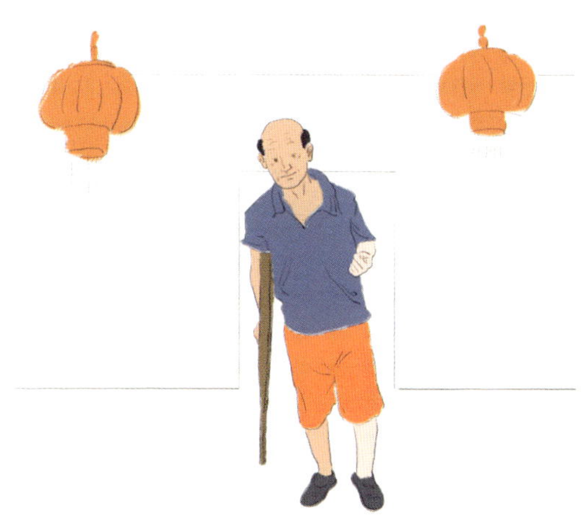

我问关老师，为什么许多偏瘫患者都这样走路，关老师说：“偏瘫以后，患腿用不上劲，身子向健侧偏。这样就会站不稳，行走也不安全。平时站立要有意识地让患腿负重，可以健腿向前迈步，练习患腿负重。”

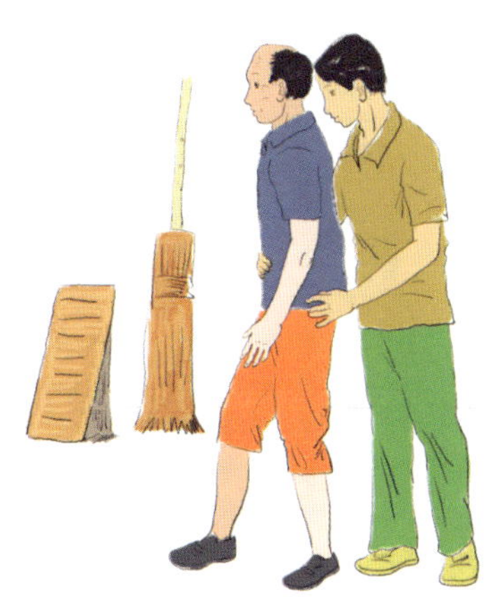

为了让患腿得到锻炼，应当做患腿站立的训练，一开始可以把健腿放在台阶上或矮凳上，健手扶持支撑物以稳住身体。

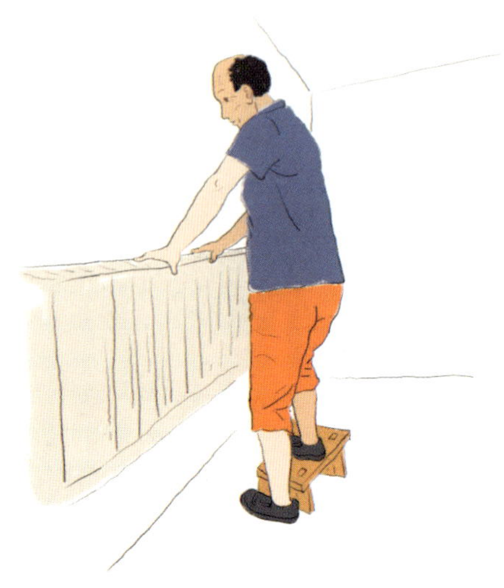

身体稳定之后，还应当使患腿做小角度的屈伸训练，或者让患腿用力，做上下台阶、蹲下站起、前后迈步等增加难度的练习，这样腿有劲了，走得才安全。

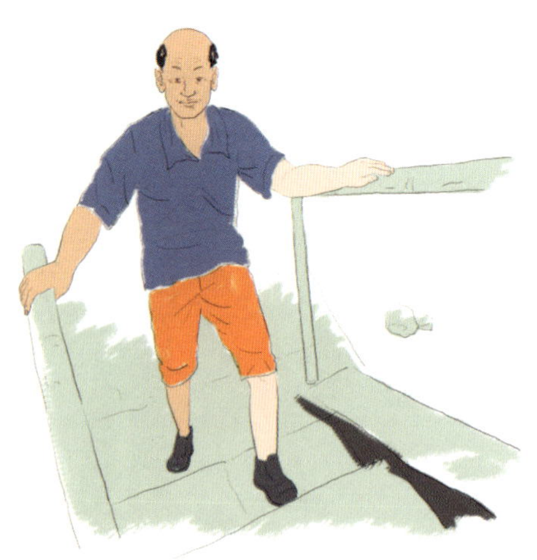

由于偏瘫下肢比较僵硬，不会打弯，所以走起来就会画圈。可以用自制的登踏板进行训练，以提高偏瘫下肢的活动能力；骑三轮车也是不错的锻炼。

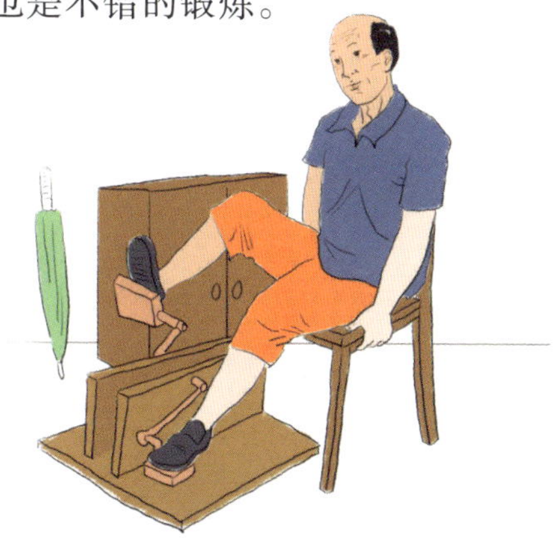

偏瘫患者因为患侧踝部无力而使脚下垂，走路时既影响姿势又不稳，可以用这种方法绑扎：

截出如图所示的五根布条，两根用来缠腿的宽布条距离为15～18厘米，分别绑在膝盖的上下部。把一根窄布条对折缝在两根宽布条上。把另一根窄布条缝在缠脚的宽布条上，将窄布条拉紧后系上，用来纠正脚下垂。

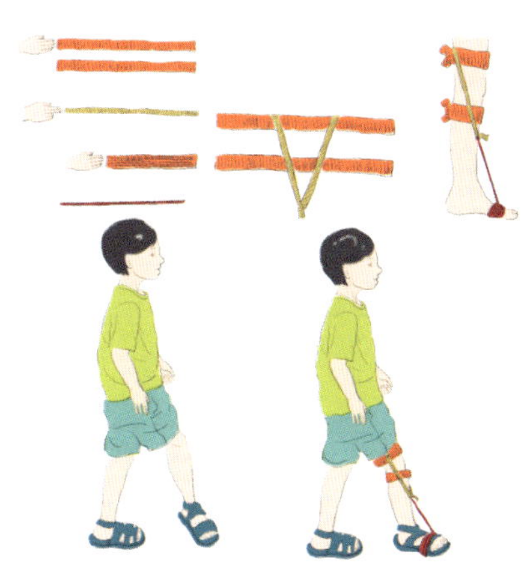

关老师提醒说，最好不要太早开始用拐杖，这样会让身体过分往健侧偏，会使身体姿势不好、平衡效果差。

年纪大、有独立行走要求的患者可以使用拐杖，但是建议用手持的三脚拐、四脚拐，这样可以增加稳定性，最好不用腋拐或者手杖。需要注意的是：持拐后仍然要进行患腿的负重训练。

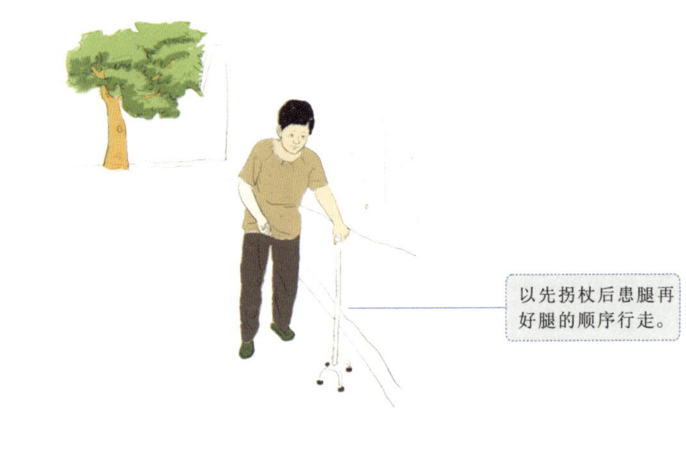

以先拐杖后患腿再好腿的顺序行走。

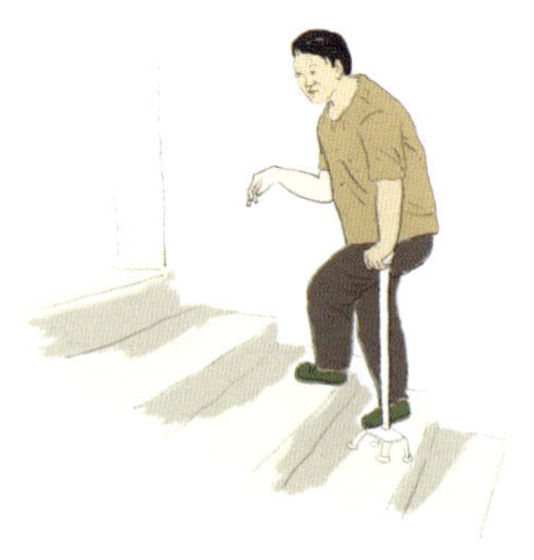

上楼梯时，好腿先上，随后患腿和拐杖再一起上。

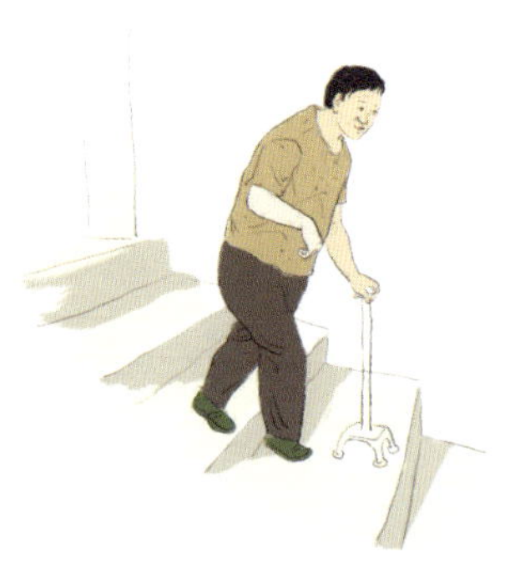

下楼梯时拐杖和患腿先下，好腿在后支撑。

改善肩关节活动和力量

随行的村医张大夫问关老师，赵老汉的上肢总是屈曲着，很难放松和伸直，有什么办法没有。关老师一边和赵老汉说话，一边轻轻地拍打他偏瘫胳膊的外侧，帮他伸直胳膊。刚把胳膊抬起来一点，赵老汉就直喊疼。我问这是怎么回事，关老师说，赵老汉的肩痛是由于这只胳膊长期不动而导致局部粘连造成的，或者是用不正确的姿势上抬胳膊导致拉伤了局部软

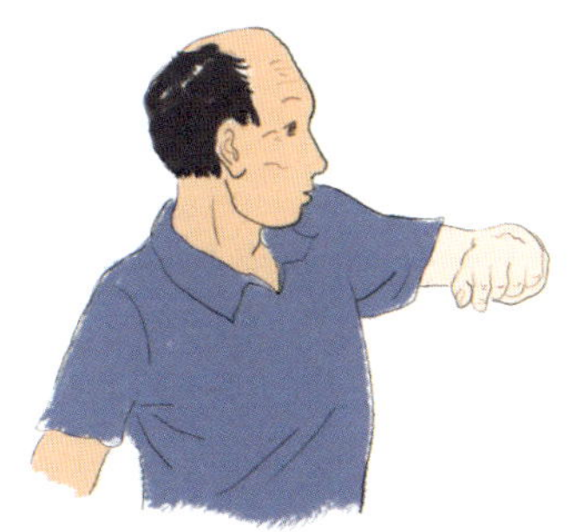

中风后上抬胳膊的异常姿势。

如果局部疼痛比较厉害或者红肿，则需要口服药物加以解决，必要时需要到医院就诊。手部肿胀的，可以用冰敷或抬高上肢的方法来减缓。另外，上肢的正确活动训练可以减轻肩痛，在活动之前最好按摩和活动一下肩胛部。

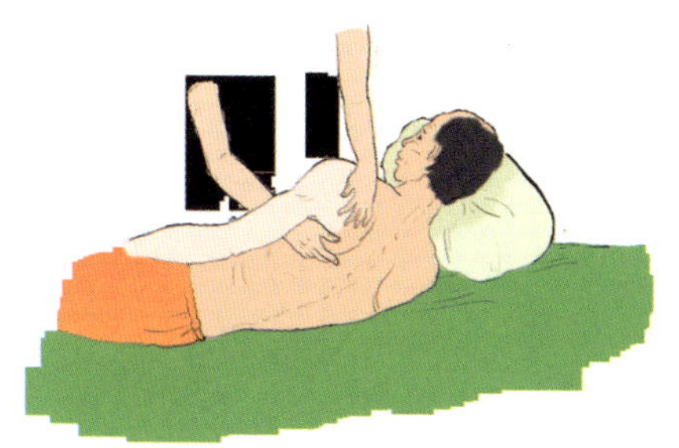

肩痛：做上举或者左右举的动作。

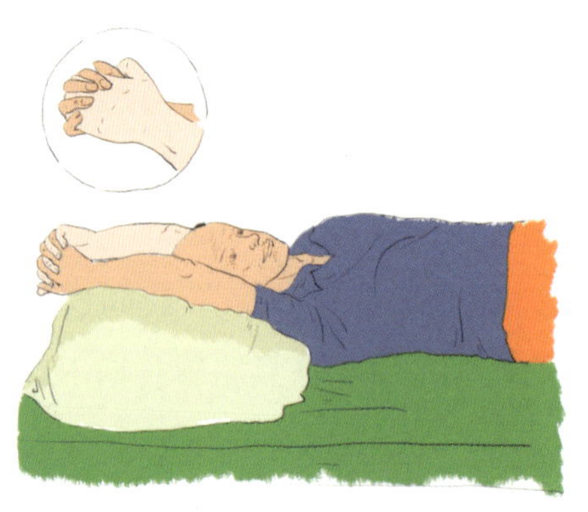

健手带动患手上举，可以避免康复人员过度用力造成疼痛。

和下肢一样，患侧胳膊也要做一些负重练习，用来增加肌肉的力量和肩关节的稳定性，也能牵拉因长期屈曲而挛缩的肌肉。

有些人中风后患侧肩总是无力，也可以每天多次用这种方法做短时间的练习。

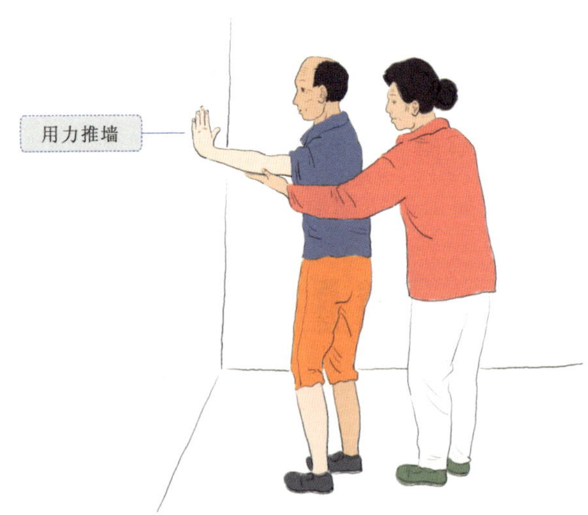

肩关节的支撑

一定不要随意用三角巾悬吊患侧胳膊。

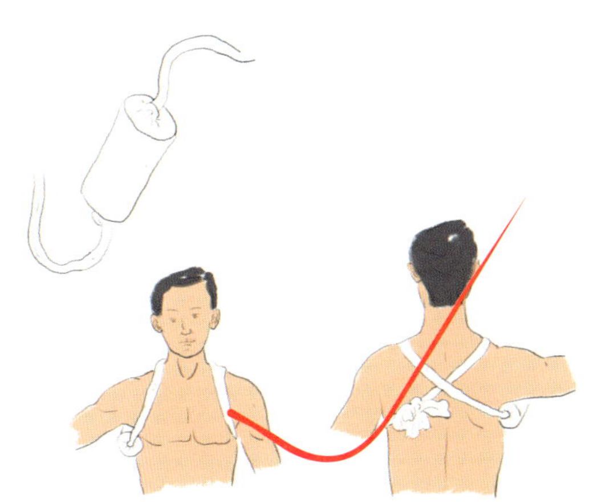

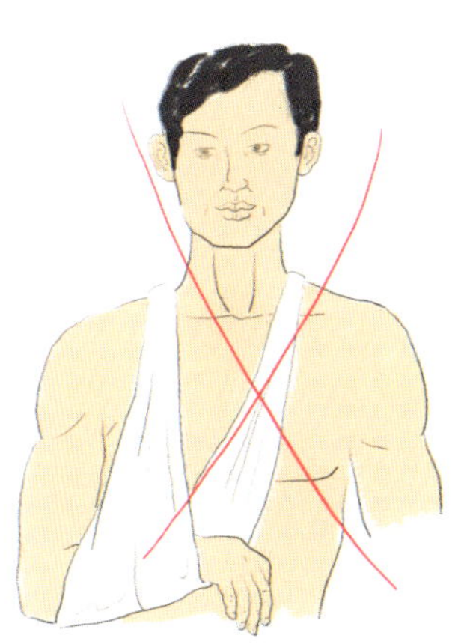

这样会加重痉挛，造成不良的姿势。

日常生活活动双手参与的原则

张大夫又问："我发现很多偏瘫患者最后都能走路——尽管姿势不太好看。但是上肢的恢复就要慢很多，甚至很长时间后还是一点都动不了，许多事都不能做。有没有什么办法？"关老师解释说，因为一开始大家都把注意力放在帮助患者早点下地行走上，而健侧手往往又能代替患侧手做事，患侧手因为得不到锻炼，就发生了"废用性萎缩"。关老师反问张大夫："你说手势用来做什么的？""做什么？当然什么事情都做啦，比如吃饭、穿衣、上厕所、干活，哪一样不用手啊……""是啊，手就是在做这些事的时候得到锻炼的，所以就要让患侧的手多做一些事情。"张老汉的老伴追问："怎么做？做不了啊！"关老师回答："当然是用健侧手带动患侧手喽……患侧手虽然做不好，但是能够得到锻炼。"

生活自理

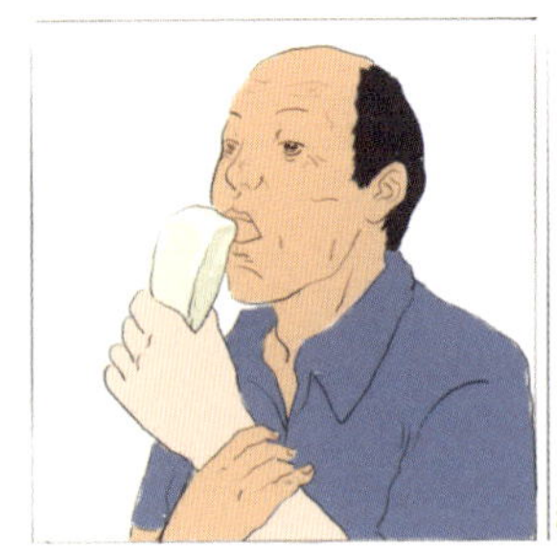

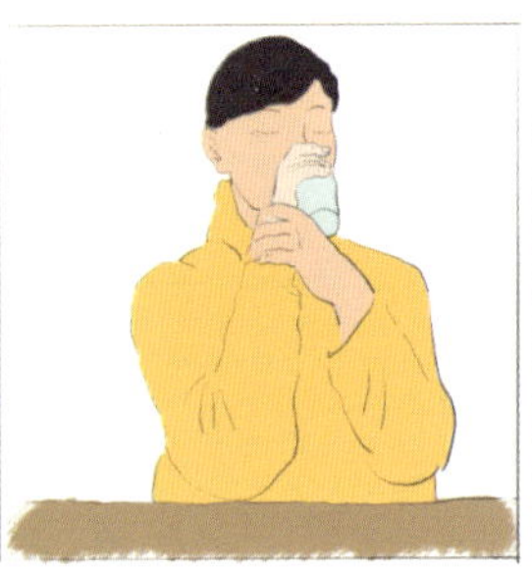

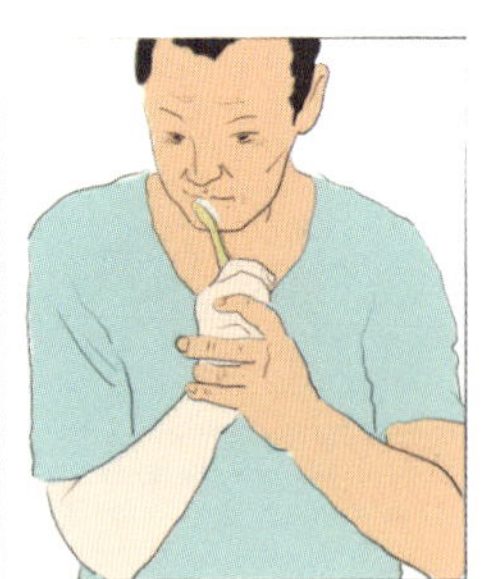

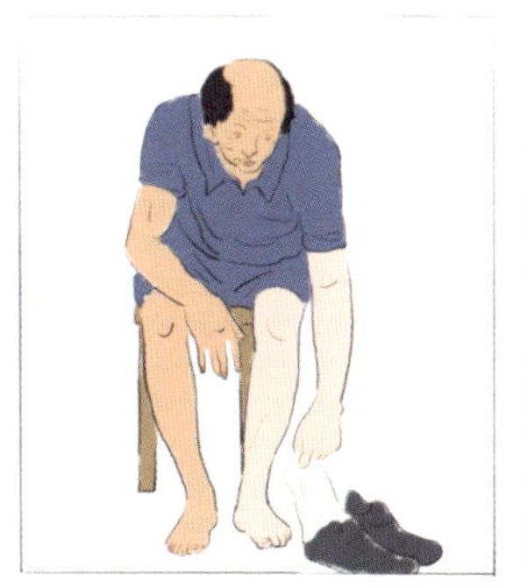
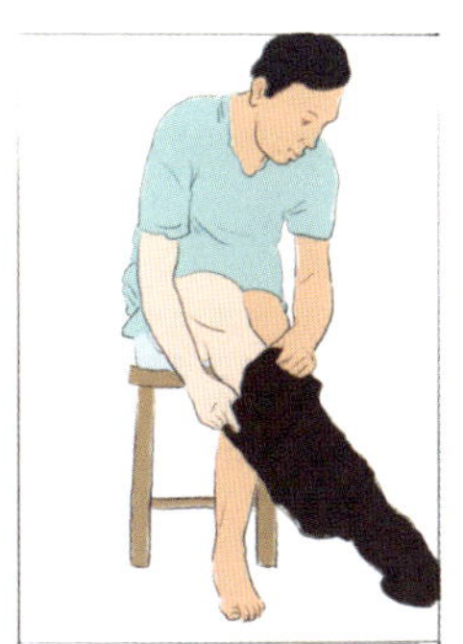
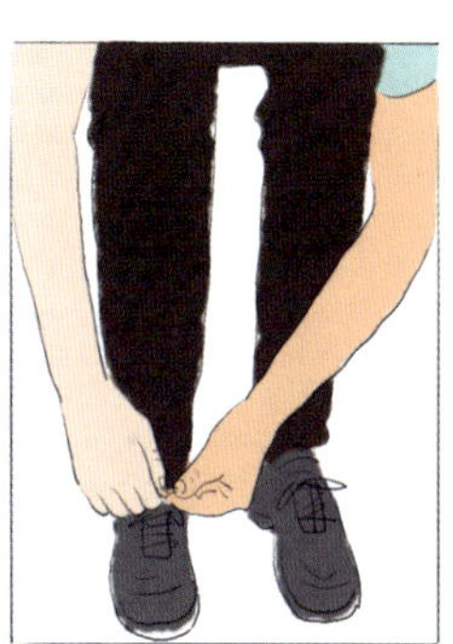

干家务

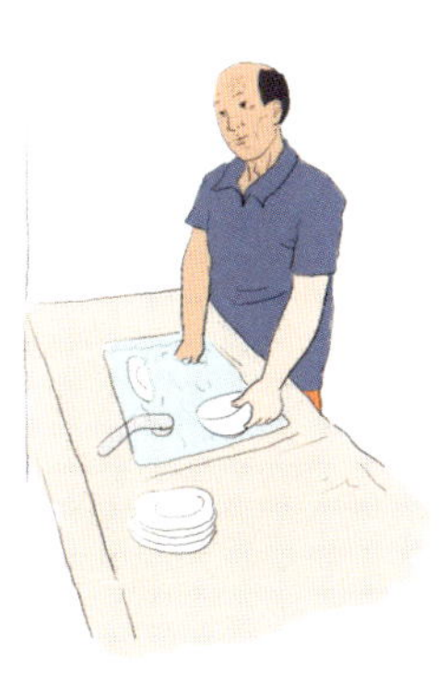
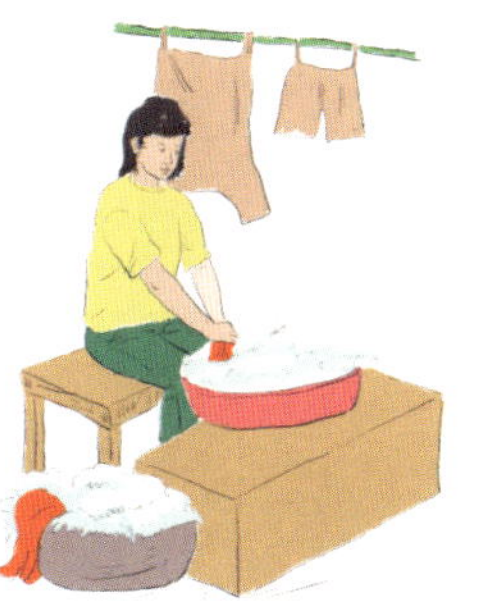
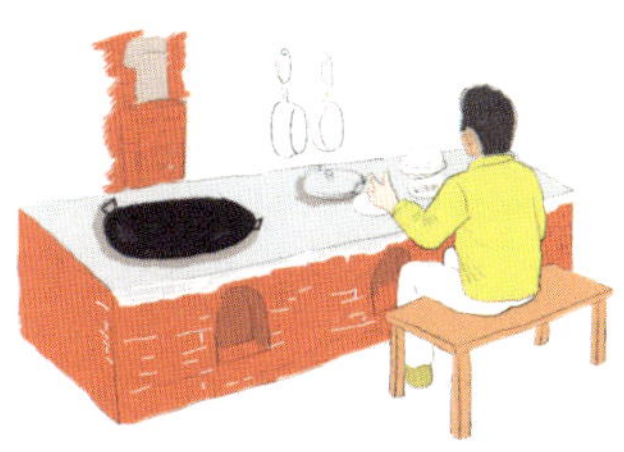
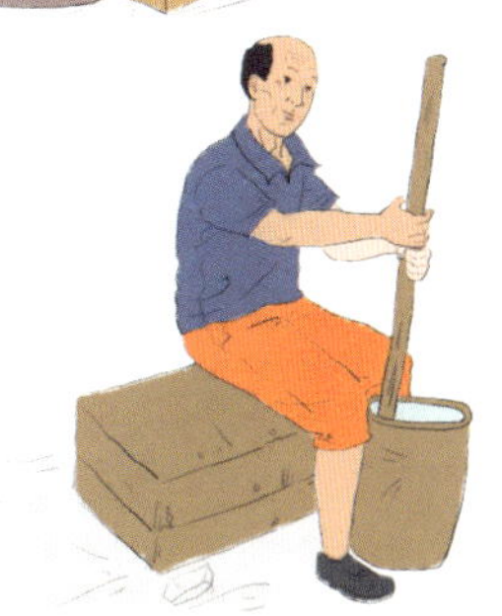

保持和改善各关节的活动能力

关老师说，偏瘫患者上肢容易屈曲僵硬，下肢也变得僵直，时间长了就会短缩，很难再恢复。因此，要多做一些牵伸活动，预防肢体短缩。在家可以这样做：

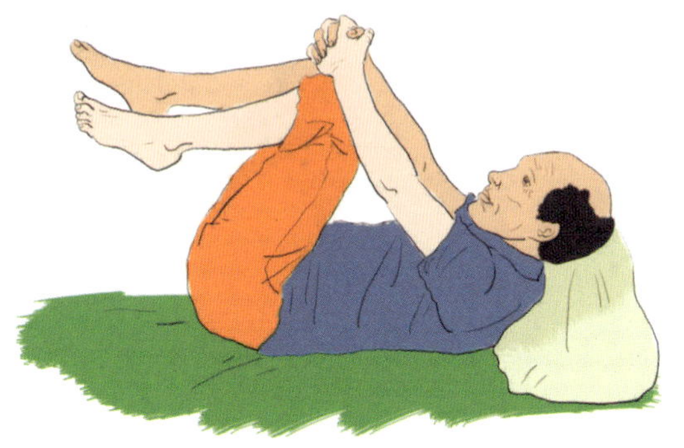

上肢前伸，下肢屈曲。

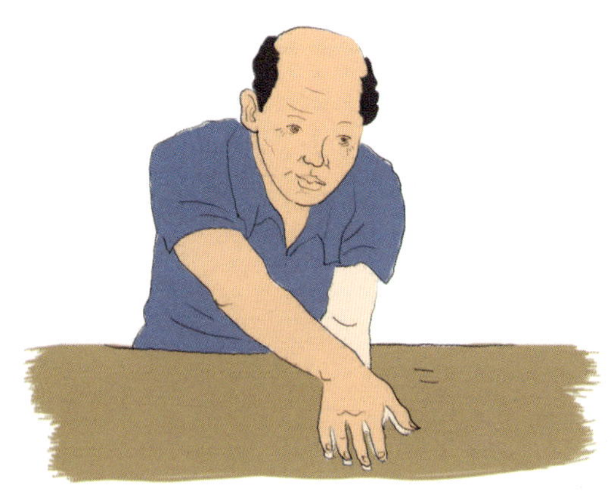

保持患侧手心向上。

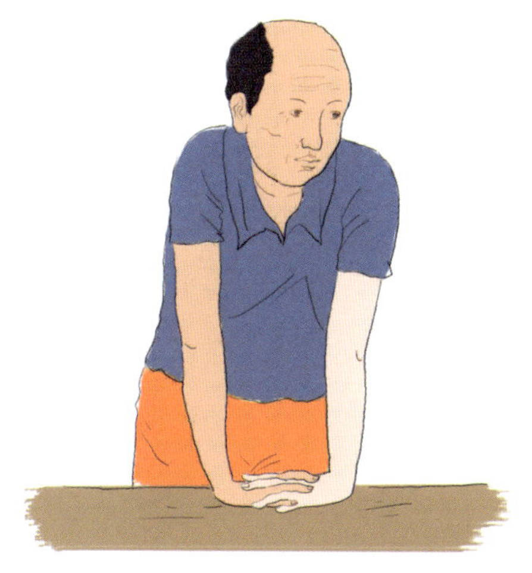

双手交叉向下按压。

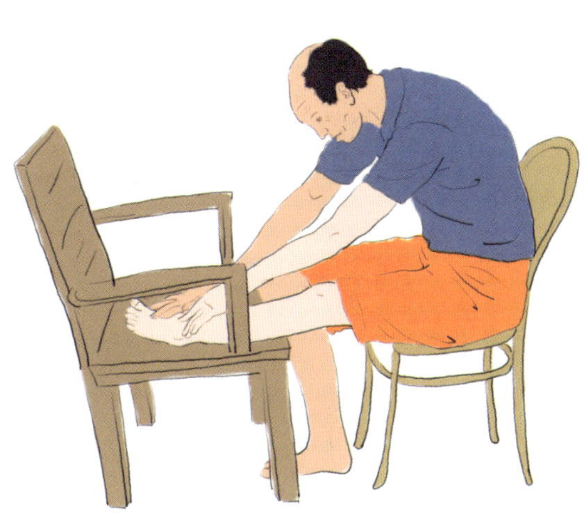

伸直患肢。

日常生活自理

关老师对赵老汉进行了一番指导，问他能否自己穿衣、吃饭、上厕所和洗漱。他老伴说："他不愿意做，都是我帮他做。"关老师说："其实只要我们找到正确的方法，他自己都可以做，而且这些动作也是最有效的训练。"关老师嘱咐赵老汉："您要多锻炼，自己的事、家里的事能做的都要做。您做得越多，恢复得就越快!"

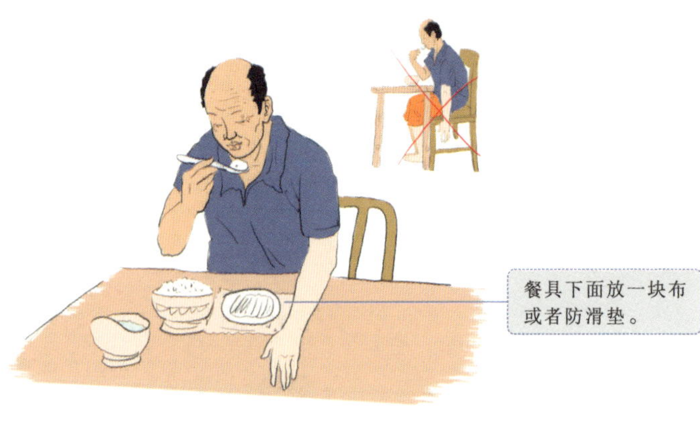

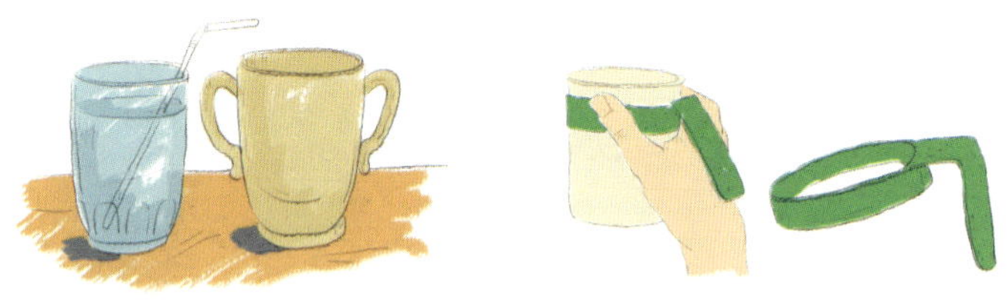

喝水时可以用这种吸管或者双耳杯，患手可以用图示的方法拿杯。

穿衣时，先穿患侧，再穿健侧；脱衣时，顺序相反。

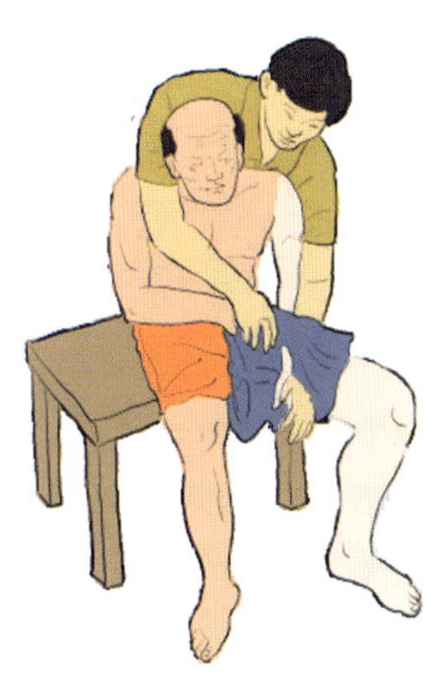

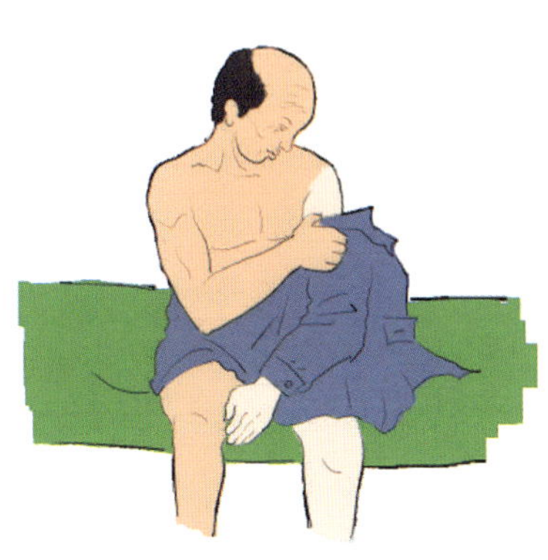

把患腿架在健腿上，先穿患腿，再穿健腿，注意坐位时的安全性。可以把拉链改成尼龙搭扣以方便使用。

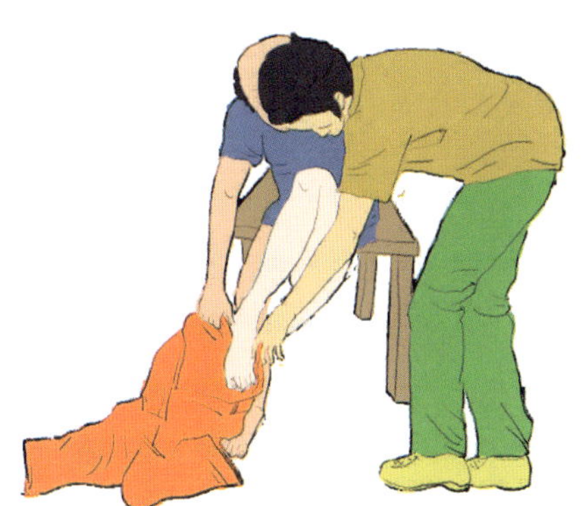

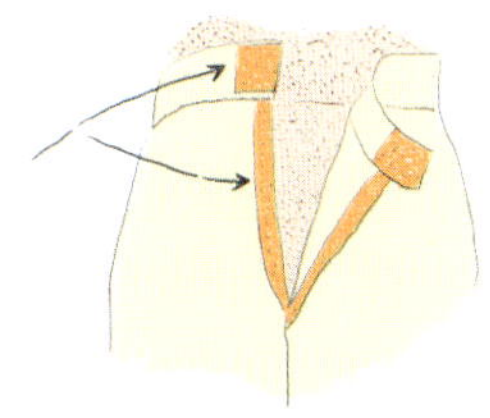

农村厕所一般都是蹲坑，可以自己制作坐便椅，但千万要牢固。

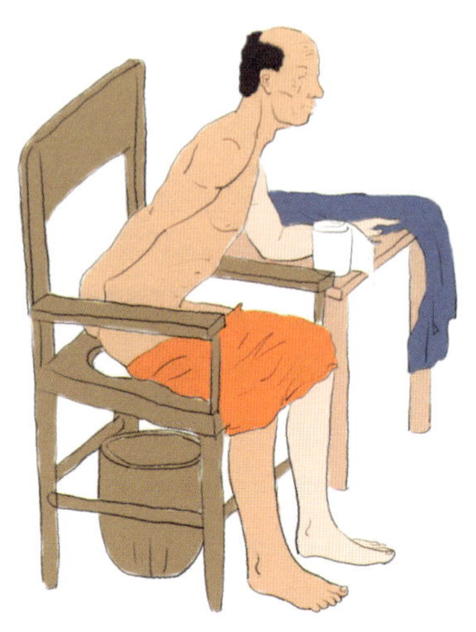

或者在蹲坑旁边安装一个简单的扶手，但一定要结实。

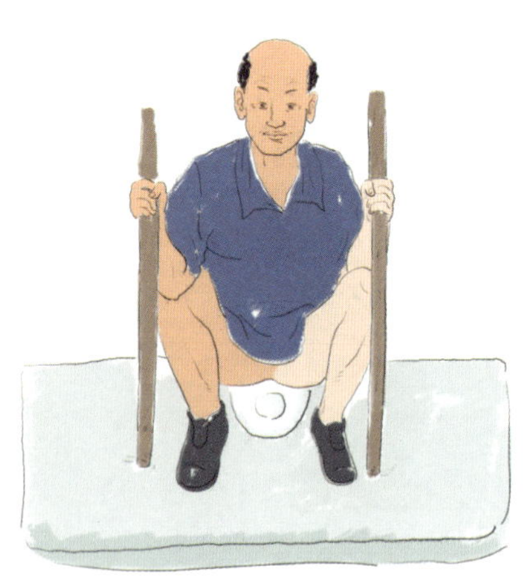

自我清洗时，可以帮患手戴上毛巾手套，让患者自己清洗健侧上肢和下肢。

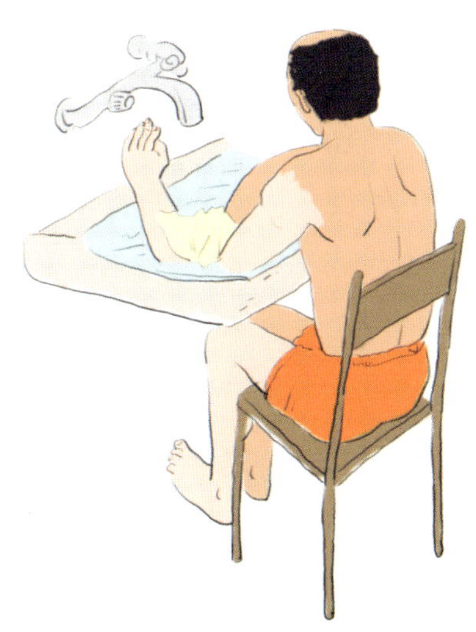

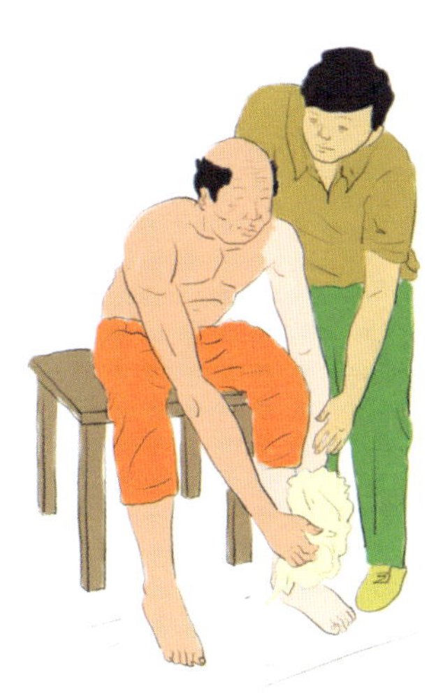

早期开始康复训练的原则

从赵老汉家出来，我们又到了王伯家。王伯今年68岁，一个月前突发脑溢血，右半身瘫了。王伯的肢体还没有变得僵硬，关老师教给他一些床上的训练方法。

为了避免以后出现不正确的姿势，早期就要注意胳膊和腿的摆放位置：上肢保持伸直，手指伸开，下肢稍微屈曲。

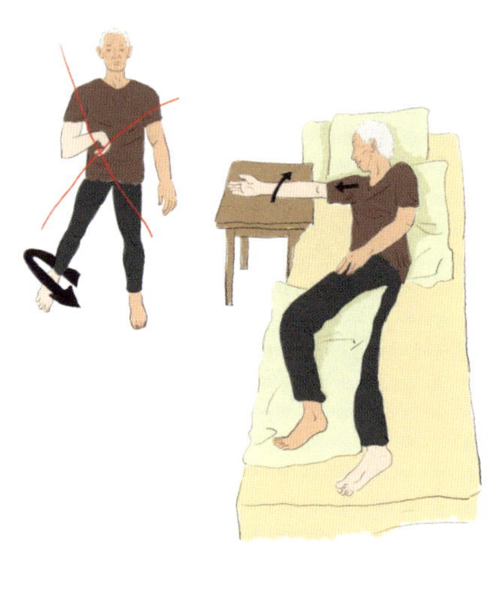

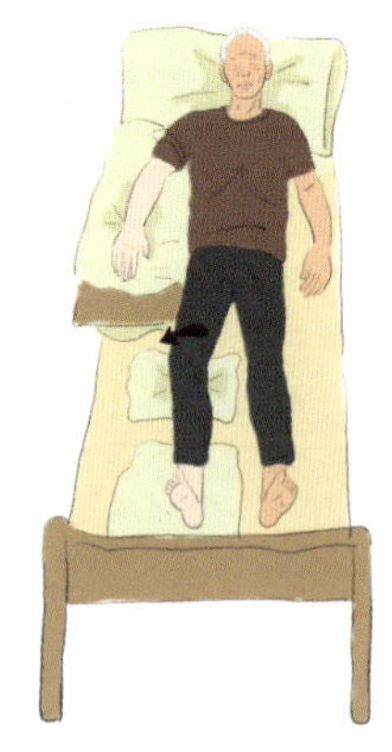

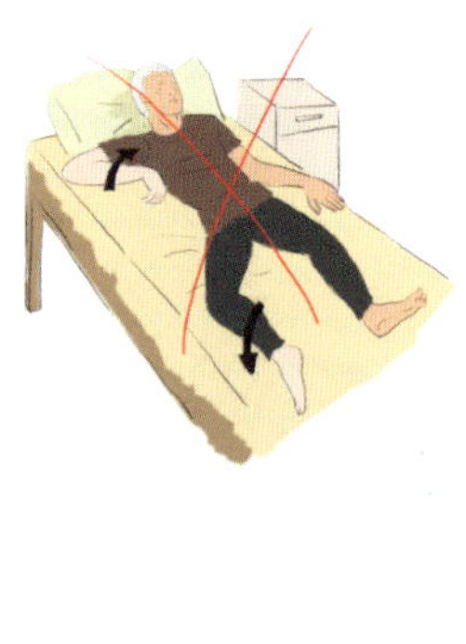

早期正确姿势的摆放。

不能用一种姿势躺太长时间，要每隔2～3小时翻一次身。开始时可以由家人帮王伯翻，但他要自己用力，也就是尽量参与。

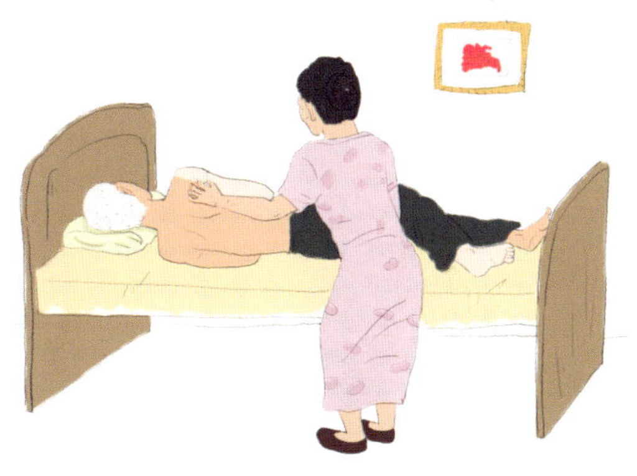

建议多采取患侧卧位，这样有助于患侧的负重和感觉恢复。

只要可能就尽量让他自己翻身：双手叉握，左右摇摆翻过去，多做这种练习，能力就会提高，自己就能翻身了。

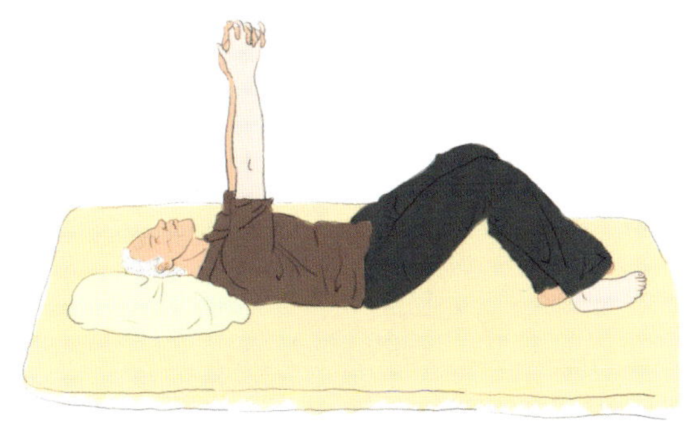

关老师告诉王家人，只要身体允许，应该让王伯尽早坐起来，这样可以防止很多并发症。一开始要慢慢来，先坐个三两分钟，然后逐渐延长时间，最后达到可长时间自己坐在床边。

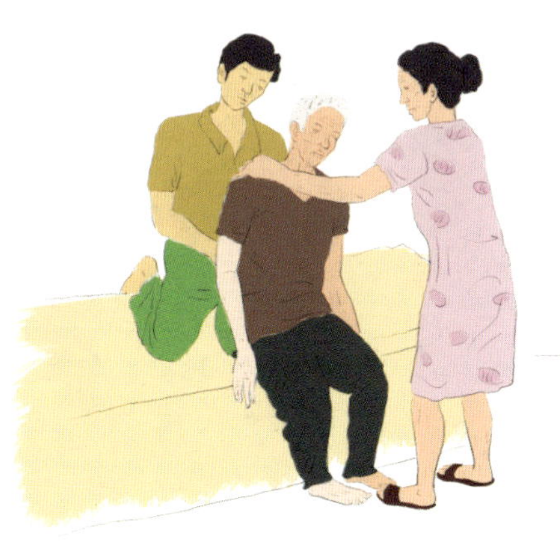

关老师又教王家人帮助王伯从床边坐起来：先让王伯翻到侧卧位，家人把一只手从他的腋下插入，扶住肩的后面，另一只手把他的腿移到床边，然后鼓励王伯自己用健侧撑住身体。但千万不要硬拽着患侧胳膊拉他起来。

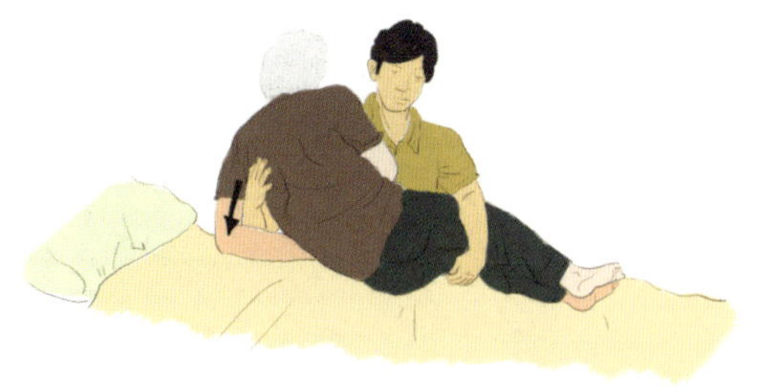

等王伯身体再好一些，就要让他锻炼从侧卧位自己坐起来，但要避免从仰卧位自己撑起来。

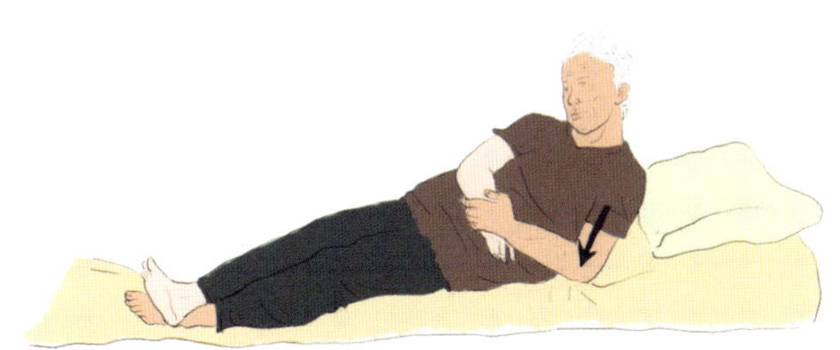

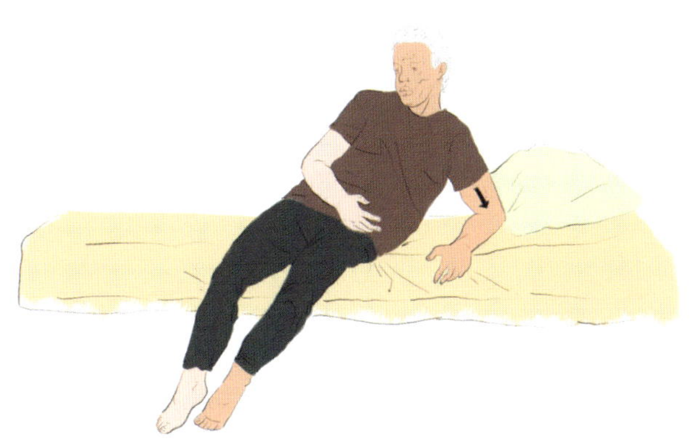

他老伴说，王伯吃饭不是呛着，就是从嘴角流出来。关老师给了他们一些建议和方法：

让王伯靠着床头或椅背坐直，头部也要支撑牢固。

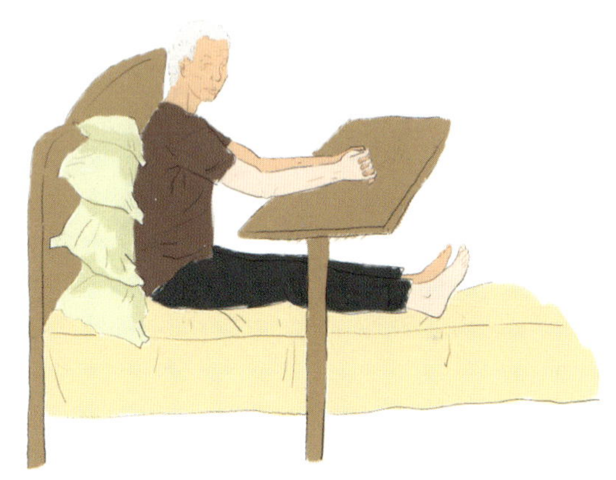

王伯的饮食要选浓稠一些的糊糊，或者是软的食团，每次给的量要少，从健康的一侧喂进嘴里。如果吞咽困难，可以用手指轻轻按摩喉结两侧，轻推下巴帮助闭合口唇。如果咬住了勺子，千万不要硬拽，可以轻轻按摩下巴，帮他放松牙关。

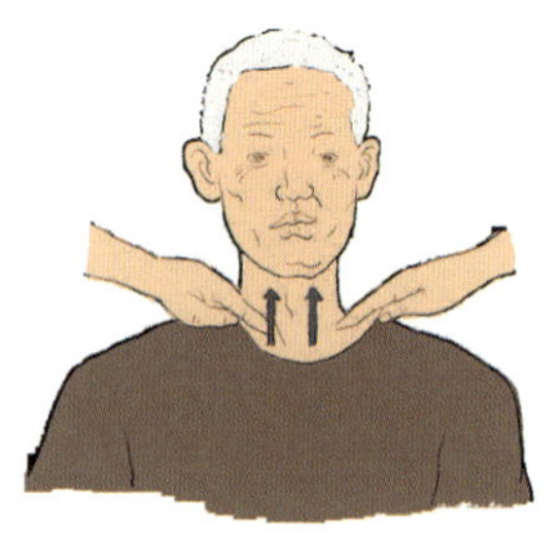

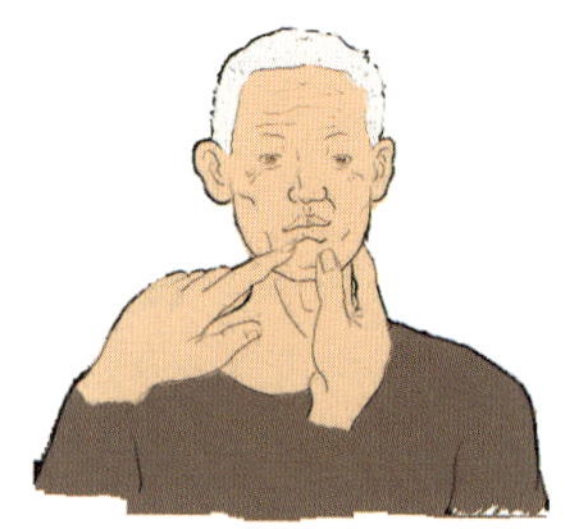

调节情绪

从王伯家出来，协调员小李边走边对关老师说："村里人得了偏瘫后，情绪都不太好，像赵老汉、王伯他们，之前都是很爱串门聊天的人，现在整天呆在家里唉声叹气，要不就是乱发脾气，闹得家人关系也很紧张。有什么办法帮他们疏导一下？"

关老师说："出现自卑或者有其他情绪问题，有些是因为疾病造成的情感障碍，有些则是因为病后感觉自己没用了而自暴自弃，他们都需要鼓励和支持。

- 让他们知道锻炼的意义，鼓励锻炼。
- 尽量避免因某事着急、生气。
- 给予表扬和奖励。
- 让他们主动参与家事。
- 多与邻居说说话，等等。

"当然，还要给偏瘫患者配备必要的辅助用具，并且适当改造生活环境，以利于他们出行和生活。"

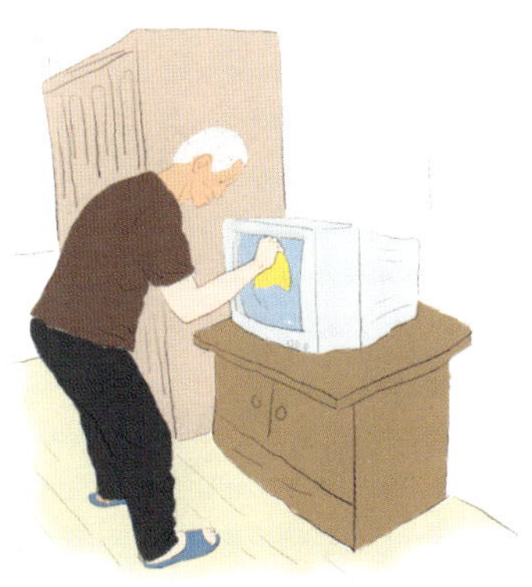

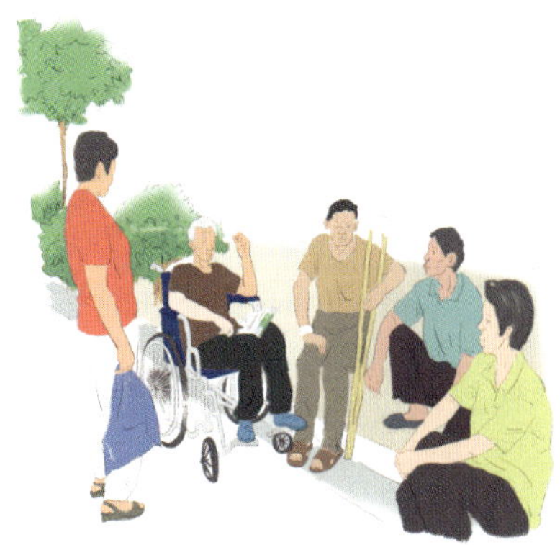

俗话说“同病相怜”，病友们更能互相理解。关老师建议由残联出面，让偏瘫患者和家属们彼此联络，组织一些活动，例如讲一讲怎样做家庭康复、怎样排解郁闷、怎样帮患者做辅助用具。这种联谊活动，对患者和家属的情绪都有改善的作用。

我说：“等这次培训结束后，我们一定要试着做。就是不知道具体怎么安排。”关老师说：“一开始最好把活动安排得轻松一些，比如一起下下棋、打打牌，或者唱唱歌、做做操，不一定有什么题目，大家先玩起来，气氛轻松了，就容易敞开心扉。”

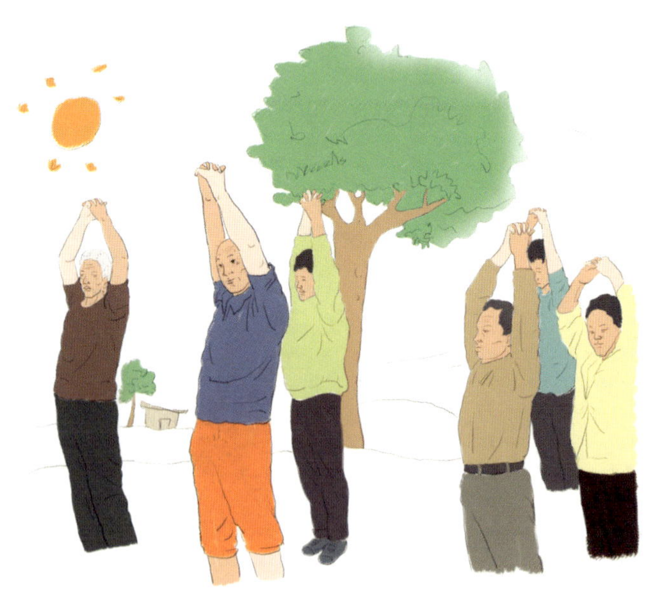

综合预防

我问关老师，为什么偏瘫患者越来越多？现在条件好了，可是生病的人却多了。关老师笑笑说："原因很难说清，不良的生活起居和饮食习惯会促发疾病，比如吃得太咸、太油腻，抽烟、喝酒过多，熬夜、不运动，等等。"我说："是嘛，我们平时口味就太咸，还有县里的很多熟人经常约着去喝酒，一喝就是半宿，每年春节都有几个过不去的。"哎，回来的路上，我的心里又翻腾开了："现在偏瘫患者越来越多，我们县残联应该在预防上做点实事。"我对关老师说："您能不能给大家讲一些预防的知识？"关老师说，预防是多方面的，但是生活中有几点要特别注意：

- 定期检测血脂、血糖。
- 控制饮食，低盐少油。
- 稳定情绪。
- 戒烟限酒。
- 随时监测血压。

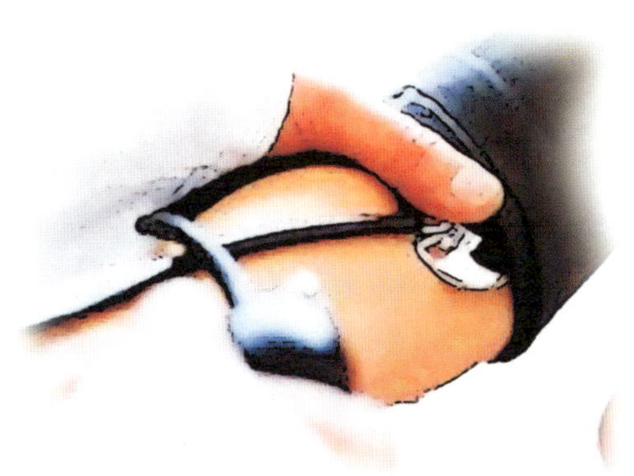

我们带关老师到了县里的康复中心，想让关老师看看我们这些设备都怎么利用。关老师看完之后说：“这些设备都很好。如果可能，希望培训一些人使用和管理这些器械，使它们充分发挥作用。不过使用这些设备不能代替日常生活活动的训练，后者才是社区康复的精髓。因为，最终的目标还是要让患者参与家庭生活和劳动。”

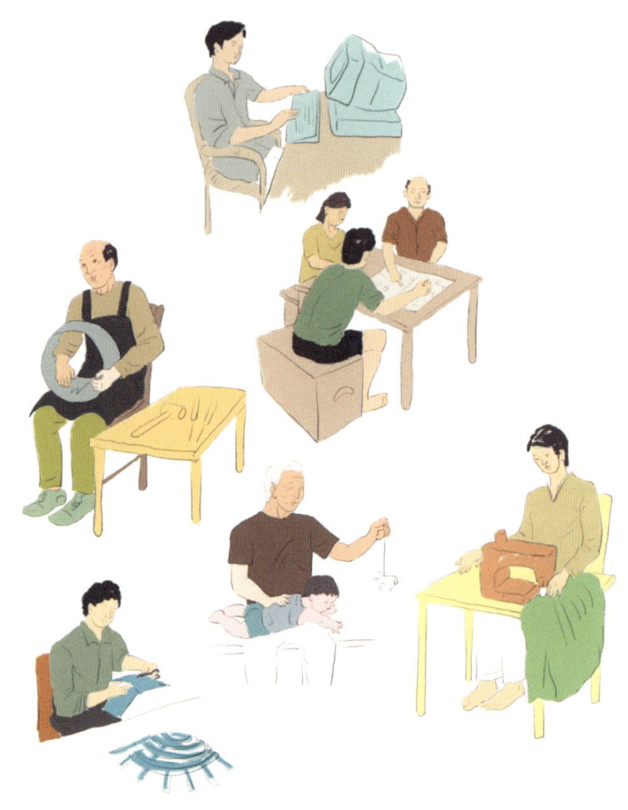

这一路下来，我对社区康复有了全新的体会：原来康复就是解决患者日常生活活动的问题，而这些都存在于日常生活之中。

我把自己的体会告诉关老师，关老师朝我竖起了大拇指。

给村医和家人的话

● 偏瘫又叫半身不遂，是指一侧上下肢的运动功能障碍，常由于脑血管病、颅脑外伤等引起，可伴有感觉障碍及失语、失认、情绪低落和视物不全等表现。

● 早期正确的康复训练，能有效避免疾病带来的后遗症和并发症，并且80%以上的患者能够达到生活自理。

● 偏瘫后常出现上肢屈曲、下肢僵直的异常痉挛模式，而偏瘫的康复就是要与之相反，尽量保持上肢伸展、下肢屈曲，避免日后的“挎篮画圈”步态。

● 康复的效果因人而异，一般来说，只存在运动障碍的患者，康复效果要好于合并语言障碍和认知障碍的患者。此外，与年龄、主观意识、家人态度、当地的康复水平等都有关系。

● 偏瘫的康复包括个人能力的提高和环境改造。个人能力包括：坐位平衡、站位平衡、步行能力、日常生活能力（双手参与的原则），在训练的自始至终，都要抑制不正确的姿势和动作，促进正确的姿势和动作。

● 康复是希望患者生活自理，因此，要尽可能早些时间引导他们自己做事，及时给予鼓励和支持。越是生活化的训练，越是有目的的锻炼，就越能提高患者的能力。

● 注意安全。

总结

偏瘫是一种严重的残疾，患者会因为偏瘫丧失诸多功能，生活质量明显下降。一个偏瘫患者，平均需要至少1.5个正常人进行护理。除了康复训练之外，几乎没有治愈的可能，所以说预防至关重要。

残疾预防分为三级。对于偏瘫来说，第一级预防是防止高血压、高血脂、高血糖及肥胖等情况的发生。也就是说，要预防引起偏瘫的原始疾病，使人不发生脑血管意外（血栓或出血）。

第二级预防是一旦发生脑血管意外（也叫脑卒中、脑中风），就要在患者神志清醒后的第一时间开展康复训练，包括选择正确的卧床姿势、活动肢体、早日坐起并下床锻炼，争取不发生偏瘫或使偏瘫的危害降到最低程度。

第三级预防是偏瘫已成定局之后，采取综合的康复训练措施，包括心理的、肢体功能的、辅助用具和环境改造方面的诸多手段，使患者达到最大程度的生活自理。

本书主要讲的是第二级和第三级预防，也就是偏瘫的常规康复方法。

0-6岁残疾儿童基本康复服务目录（2019年版）

残疾类别	服务对象	服务项目	服务内容
视力残疾	符合条件的有康复需求的0-6岁视力残疾儿童	康复医疗	纳入当地基本医疗保险支付范围的视力康复医疗项目。
		康复训练	视功能、定向行走、感知觉补偿训练。
		辅助器具	助视器、盲杖等基本型辅助器具适配及使用训练。
		支持性服务	家长康复知识培训及家庭康复训练指导、心理疏导、康复咨询等服务。
听力残疾	符合条件的有康复需求的0-6岁听力残疾儿童	康复医疗	1.人工耳蜗植入手术。 2.其他纳入当地基本医疗保险支付范围的听力康复医疗项目。
		康复训练	听觉言语康复训练。
		辅助器具	1.人工耳蜗适配及使用指导。 2.助听器适配及使用指导。 3.耳模、电池等助听器辅助材料。
		支持性服务	家长康复知识培训及家庭康复训练指导、心理疏导、康复咨询等服务。

0-6岁残疾儿童基本康复服务目录（2019年版）

残疾类别	服务对象	服务项目	服务内容
肢体残疾	符合条件的有康复需求的0-6岁肢体残疾儿童	康复医疗	1.先天性马蹄内翻足等足畸形、脑瘫导致严重痉挛、肌腱挛缩、关节畸形及脱位等矫治手术。 2.其他纳入当地基本医疗保险支付范围的肢体康复医疗项目。
		康复训练	粗大运动功能、精细运动功能、认知能力、语言能力、生活自理能力和社会适应能力等训练。
		辅助器具	假肢、矫形器、轮椅、助行器、坐姿椅、站立架等基本型辅助器具适配及使用训练。
		支持性服务	家长康复知识培训及家庭康复训练指导、心理疏导、康复咨询等服务。
智力残疾	符合条件的有康复需求的0-6岁智力残疾儿童	康复医疗	纳入当地基本医疗保险支付范围的智力康复医疗项目。
		康复训练	认知、生活自理和社会适应能力等训练。
		支持性服务	家长康复知识培训及家庭康复训练指导、心理疏导、康复咨询等服务。
孤独症	符合条件的有康复需求的0-6岁孤独症儿童	康复医疗	纳入当地基本医疗保险支付范围的孤独症康复医疗项目。
		康复训练	沟通和社交能力、生活自理能力、情绪和行为调控等训练。
		支持性服务	家长康复知识培训及家庭康复训练指导、心理疏导、康复咨询等服务。

7岁以上残疾儿童和成年残疾人基本康复服务目录（2019年版）

残疾类别	服务对象	服务项目	服务内容
视力残疾	符合条件的有康复需求的7岁以上视力残疾儿童和成年持证视力残疾人	康复医疗	纳入当地基本医疗保险支付范围的视力康复医疗项目。
		康复训练	定向行走、生活技能及社会适应能力等训练。
		辅助器具	盲杖、助视器等基本型辅助器具适配及使用训练。
		支持性服务	导盲随行外出、心理疏导、社会融合活动、康复知识讲座等服务。
听力残疾	符合条件的有康复需求的7岁以上听力残疾儿童和成年持证听力残疾人	康复医疗	纳入当地基本医疗保险支付范围的听力康复医疗项目。
		辅助器具	助听器适配及使用指导。
		支持性服务	康复指导、心理疏导、手语翻译等服务。
肢体残疾	符合条件的有康复需求的7岁以上肢体残疾儿童和成年持证肢体残疾人	康复医疗	纳入当地基本医疗保险支付范围的肢体康复医疗项目。
		康复训练	日常生活能力、体能、社会适应能力等训练。
		辅助器具	假肢、矫形器、轮椅、助行器、坐姿椅、站立架、生活自助具、护理器具等基本型辅助器具适配及使用训练。
		支持性服务	康复知识与实用训练方法培训、心理疏导、社会融合活动、生活自理和居家护理指导、日间照料等服务。

7岁以上残疾儿童和成年残疾人基本康复服务目录（2019年版）

残疾类别	服务对象	服务项目	服务内容
智力残疾	符合条件的有康复需求的7岁以上智力残疾儿童和成年持证智力残疾人	康复医疗	纳入当地基本医疗保险支付范围的智力康复医疗项目。
		康复训练	认知、日常生活能力、职业康复和社会适应能力等训练。
		支持性服务	康复知识培训、家庭康复指导、心理辅导、社会融合活动、生活自理和居家护理指导、日间照料等服务。
精神残疾	符合条件的有康复需求的7岁以上精神残疾儿童和成年持证精神残疾人	康复医疗	纳入当地基本医疗保险支付范围的精神康复医疗项目（含药物、住院治疗）。
		康复训练	沟通和社交能力、日常生活能力、情绪和行为调控、职业康复、工（农、娱）疗和社会适应能力等训练。
		支持性服务	康复知识培训、家庭康复指导、心理疏导、生活自理和居家护理指导、社会融合活动、日间照料、随访等服务。

后 记

按照《残疾人精准康复服务行动计划实施办法》，中国残疾人联合会康复部委托中国康复科学所下设的中国残联社会服务指导中心编制《残疾人精准康复服务行动康复协调员工作手册》。

残疾人协调员长期工作在残疾人服务一线，经常要面对残疾人和家属的各种需求，但由于缺乏专业资源和知识，有时感到心有余而力不足，难以为残疾人提供适切的服务。考虑到残疾人协调员的实际情况，本手册根据多年基层残疾人工作的经验，用通俗易懂的方式选取在社区和家庭可以开展并且实用有效的方法用讲故事的形式娓娓道来，配以简洁明快的图片将以人为本，以社区为基础的康复理念融入其中，重视、鼓励和发挥残疾人的优势和潜能，倡导自我管理，推动改善环境与态度，促进残疾人与家庭和社会的参与和融合。

本手册10本一套，包括偏瘫康复、脊髓损伤康复、脑瘫康复、孤独症康复、盲人定向行走、低视力康复、智力障碍康复、精神残疾康复、语言障碍康复及慢性病的自我管理等，涵盖基层常见障碍类型。在编写过程中不仅组织相关专家多次座谈研讨，同时注重内容的实用性，多次征询基层残疾人工作者、残疾人及残疾人家属的意见，力求“愿意看、看得懂、学得会、可操作”。

本书编写形式是一个尝试，其效果还有待发行后进一步验证。期待能够成为基层残疾人工作者实用的“工具”，为精准康复服务的有效落实、促进残疾人自理自立添砖加瓦。

2020年7月

图书在版编目（CIP）数据

看社区故事学偏瘫康复/ 中国残疾人联合会康复部编. --北京：华夏出版社有限公司，2020.10（2021.1 重印）

（残疾人精准康复服务行动康复协调员工作手册）

ISBN 978-7-5222-0009-5

Ⅰ. ①看… Ⅱ. ①中… Ⅲ. ①偏瘫—康复训练 Ⅳ. ①R742.309

中国版本图书馆 CIP 数据核字(2020)第 170337 号